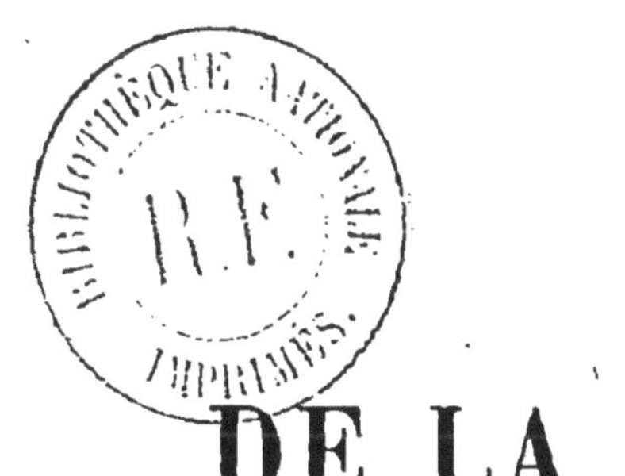

DE LA BIÈRE

CONSIDÉRÉE AU POINT DE VUE DE L'HYGIENE

ET AU POINT DE VUE DE LA SANTÉ

BRASSERIE-MALTERIE SAINT-CHARLEMAGNE
DE RIBEMONT (Aisne), PLACE DU CHATEAU.

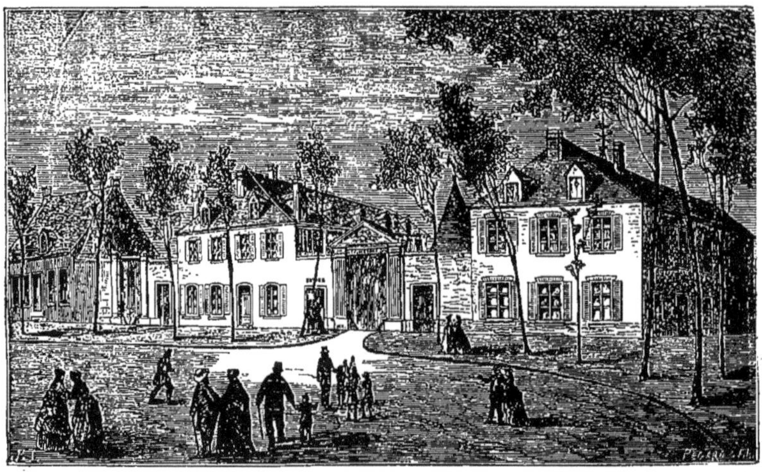

BRASSERIE-MALTERIE SAINT-CHARLEMAGNE

De Ribemont (Aisne), place du Château.

DE

LA BIÈRE

CONSIDÉRÉE

AU POINT DE VUE DE L'HYGIÈNE

ET AU POINT DE VUE DE LA SANTÉ

PAR

PROSPER COLLARD

ANCIEN CHEF D'INSTITUTION, MEMBRE DE PLUSIEURS SOCIÉTÉS SAVANTES
BRASSEUR-CHIMISTE

« La bière n'est bonne qu'autant
qu'elle est salutaire. »

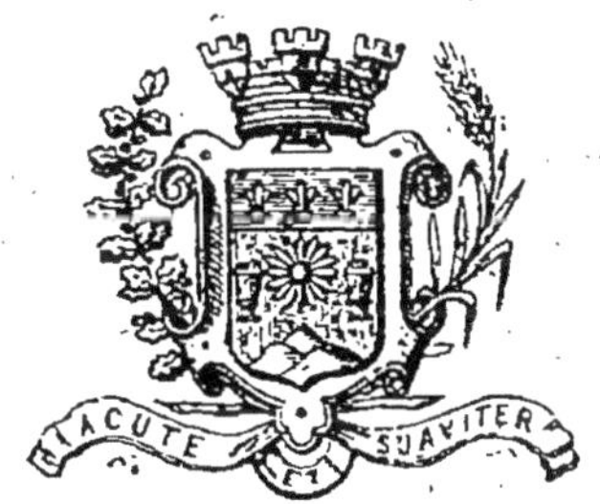

PARIS

ANDRE SAGNIER, ÉDITEUR

31, RUE BONAPARTE, 31

—

1881

BRASSERIE-MALTERIE SAINT-CHARLEMAGNE

De Ribemont (Aisne), place du Château.

7802

DE
LA BIÈRE

CONSIDÉRÉE

AU POINT DE VUE DE L'HYGIÈNE

ET AU POINT DE VUE DE LA SANTÉ

PAR

PROSPER COLLARD

ANCIEN CHEF D'INSTITUTION, MEMBRE DE PLUSIEURS SOCIÉTÉS SAVANTES
BRASSEUR-CHIMISTE

« La bière n'est bonne qu'autant qu'elle est salutaire. »

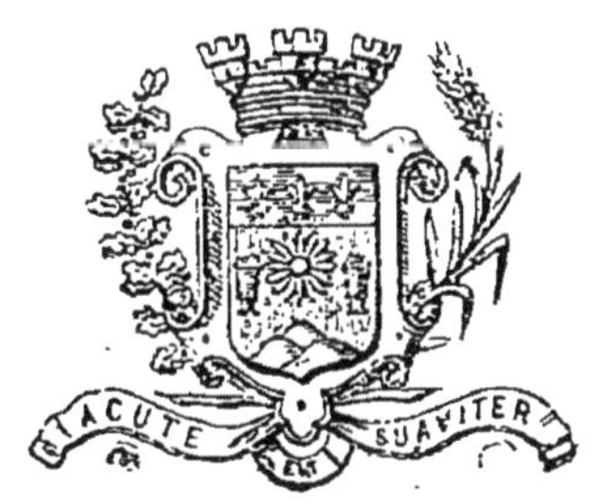

PARIS

ANDRE SAGNIER, ÉDITEUR

31, RUE BONAPARTE, 31

1881

HOMMAGE

A NOS AMIS

AUX AMATEURS DE BIÈRE

AUX ANCIENS ÉLÈVES DE NOTRE INSTITUTION.

AVANT-PROPOS

Quand, il y a quelques mois, au moment même de la construction de notre brasserie, nous avons écrit dans les journaux de l'Aisne, *un mot sur la bière*, au point de vue de l'hygiène et de la santé, nous n'avions pas l'intention de faire une étude plus approfondie sur cette boisson. Nous voulions seulement indiquer, à grands traits, notre manière de voir sur la fabrication de la bière. Depuis, des difficultés sans nombre sont venues surprendre notre bonne foi, et nous avons été victime *d'une monstrueuse duplicité*. Mais, encouragé, soutenu par quelques amis, touchés de notre infortune, nous avons pu sortir d'une situation périlleuse. Aussi, nous avons voulu publier cet opuscule, dans lequel nous développons, expliquons ce que nous n'avions qu'effleuré, et pour ainsi dire montré du bout du doigt. C'est dire assez, qu'après une lutte désespérée, nous ne désespérons pas encore de conduire à bonne fin notre entreprise, *en démasquant ici ouvertement la plus infâme déloyauté!...*

D'un autre côté, notre idée n'est pas nouvelle; et nous ne faisons que rappeler, dans notre opuscule, le souvenir des études et des visites que nous avons faites, il y a dix ans, dans diverses brasseries du Nord, lorsque déjà nous avions la pensée de fonder, dans les locaux de l'ancienne institution Saint-Charlemagne, une brasserie, telle que nous l'avons aujourd'hui.

Puissent nos faibles efforts concourir à la réalisation de notre but : *la fabrication d'une bière hygiénique perfectionnée,* en créant à Ribemont, sur les bases solides d'une société anonyme, une brasserie-malterie modèle.

Prosper COLLARD.

Octobre 1881.

DE LA BIÈRE

CONSIDÉRÉE AU POINT DE VUE DE L'HYGIÈNE
ET AU POINT DE VUE DE LA SANTÉ

La bière n'est bonne qu'autant qu'elle est salutaire.

Nons sommes dans un siècle de perfectionnements. Depuis cinquante ans, on a beaucoup fait dans les sciences et dans les arts. Mais, c'est surtout dans l'industrie, l'une des branches les plus actives de la richesse publique, que l'on voit chacun apporter sa pierre à l'édifice.

Notre but n'est pas précisément de parler du mode de fabrication de la bière ; tout le monde le connaît et tout le monde sait aussi quelles sont les matières premières avec lesquelles on fait la bière. Le seul point important est de la faire bonne, c'est-à-dire *salutaire*. Voilà la difficulté, tout est là !

Le maltage, principale opération dans la fabrication de la bière.

Des quatre opérations que comprend la fabrication de la bière : le maltage, le brassage, la fermentation et la clarification, le maltage est, sans contredit, la plus importante. C'est pourquoi nous nous étendrons assez longuement à ce sujet ; les autres opérations n'étant pour ainsi dire que le résultat du maltage ou la préparation du malt.

Bien des personnes, du reste fort éclairées, ignorent ce que c'est que le maltage, ou du moins, ne s'en rendent pas bien compte. Il n'y a là rien d'étonnant. Quand on est étranger aux diverses opérations d'une industrie, il est impossible d'en connaître tous les rouages. C'est donc au public, plus particulièrement, que nous nous adressons, et non aux brasseurs, nos honorables confrères. Nous allons entrer dans l'explication de quelques mots techniques.

Malt, mot anglais francisé, veut dire en termes de brasserie, *orge germée* et séchée dont on a séparé les germes. Faisons observer, en passant, que le malt destiné à la bière blanche, est desséché avec la plus minutieuse précaution, de manière à ne pas la roussir. On peut dire que la bière blanche est à la bière ordinaire, ce qu'est le vin blanc au vin rouge; elle demande, comme le vin blanc, des soins particuliers, dans la fabrication, et quand elle est bonne, elle simule assez bien la tisane ou petit vin de Champagne.

L'opération du maltage a pour principal objet de convertir en substance *sucrée* toute la partie de l'orge susceptible d'éprouver cette conversion, et le but du maltage, d'après le savant professeur Gaultier de Claubry, est le développement d'un principe particulier, lequel, par une opération chimique, qu'il est inutile de décrire ici, change la fécule en *dextrine*, et en sucre de *raisin*. C'est là le maltage perfectionné qui donne une bière appelée avec raison *vin d'orge*, comme nous le verrons plus loin. La dextrine est un des principes de l'orge germée que l'on obtient sous forme sèche, transparente, vitreuse, un peu jaunâtre, et qui est ainsi nommée parce qu'elle fait dévier à droite le plan de polarisation de la lumière.

La question du malt au concours régional de Versailles, juin 1881.

Le maltage perfectionné, dirons-nous encore, n'est pas le fait du premier venu. Les bons malteurs sont rares, car il y a dans la brasserie, comme dans toute autre industrie, des hommes spéciaux; et c'est surtout dans l'opération du maltage qu'ils sont indispensables. Qu'on ne s'étonne donc pas que nous insistions tant sur cette question, qui a particulièrement attiré l'attention du Congrès des brasseurs du Nord, au concours régional de Versailles, les 22, 23 et 24 juin de cette année. Des expériences y ont été faites, pour trouver les moyens d'alléger la main d'œuvre, de parer à l'irrégularité des résultats, et en particulier, pour obvier aux inconvénients des variations atmosphériques.

Le malt à l'étranger.

La préparation du malt, qui se fait encore dans notre contrée d'une manière imparfaite, constitue à l'étranger, notamment en Angleterre, en Allemagne, en Belgique, et même dans le nord de la France, une industrie particulière ; et la fabrication de la bonne bière y a pris des proportions considérables, par le seul motif que, dans ces pays, comme à Lille, Lyon et Strasbourg, on connaît le vrai et bon maltage.

Le malt, en Angleterre, principalement, est l'objet d'un immense commerce ; imposé à part, et indépendamment du droit de fabrication, il y est devenu une branche importante du revenu public, lequel revenu est estimé à plus de quarante millions.

La culture de l'orge et du houblon en France.

On se demande pourquoi la France serait privée plus longtemps d'aussi grands avantages. N'y aurait-il pas moyen, en effet, d'améliorer le mode de fabrication des diverses espèces de bière, dans notre pays ? L'industrie a déjà beaucoup fait pour la culture de la vigne, et le gouvernement s'en est sérieusement occupé. Le même mode pratique ne peut-il être suivi pour arriver à une fabrication perfectionnée en ce qui concerne la bière ? Si l'on s'appliquait, par des essais multipliés, à mieux cultiver le houblon et l'orge, on arriverait à modifier singulièrement la fabrication de la bière, appelée à devenir la principale boisson dans notre pays.

Il n'entre pas dans les limites étroites que nous nous sommes tracées de nous appesantir sur la culture du houblon et de l'orge. Disons seulement qu'il y a de grandes précautions à prendre dans la récolte du houblon. Lorsque cette plante est convenablement mûre, son fruit, qui se présente alors sous forme de cône, est recouvert d'une poussière jaune et répand une odeur aromatique très prononcée. Dans la crainte que cette poussière, qui en fait tout le prix, ne s'échappe des écailles qui s'entr'ouvrent tout naturellement, par suite d'une trop grande maturité, on ne doit pas attendre trop longtemps pour faire la cueillette, car le houblon, récolté tardivement, perd de son essence primitive. Quant à la culture de l'orge qui laisse beaucoup à désirer, il suffirait que le cultivateur voulût, chaque année, se procurer de bonnes semences; et en mélangeant, à égale partie, l'orge d'hiver avec celle de mars, il fournirait à la brasserie un grain de bonne qualité, lequel produirait un malt excellent.

Le malt industriel et à façon.

Le but que nous nous proposons, qu'il nous soit permis de le dire, est de perfectionner, dans la contrée, le maltage industriel et à façon. En préparant un malt irréprochable, nous fabriquerons d'abord d'excellente bière, et nous rendrons ensuite de sérieux services aux brasseurs nos confrères, dont les appareils de maltage sont défectueux.

Le malt préparé avec soin a une odeur agréable, une saveur sucrée, une couleur blanchâtre à l'intérieur, jaunâtre à la surface. Mais que fait le plus souvent le brasseur? Pour opérer plus vite, il force le travail, il fait germer le grain en couches épaisses et à chaud; il *touraille* incomplètement, ou il vitrifie le grain. De là, des déboires et des pertes considérables qui arrivent l'été, au moment des chaleurs et qui se renouvellent souvent, sans moyen d'y parer, à moins d'avoir recours au malteur de profession, ce qu'on aurait dû faire d'abord.

Avantages, pour les brasseurs, du malt à façon.

Malheureusement, par suite d'un amour-propre mal placé, il existe une certaine répugnance, de la part de quelques brasseurs, à se servir du malt qui n'a pas été préparé chez eux. Ont-ils tort ou raison ? Nous leur donnerions volontiers raison, s'ils ne laissaient trop de prise à la critique, puisqu'ils ne fabriquent le plus souvent, il faut bien l'avouer, qu'une bière de médiocre qualité.

Le maltage à façon que nous nous proposons de faire, est pour le brasseur un moyen terme entre l'achat à la malterie industrielle et la fabrication chez lui ; il lui permet de faire, à sa guise, les approvisionnements de grains qui lui conviennent le mieux, comme de les faire germer, tant chez lui qu'au dehors, en bonne saison et de bonne fabrication. D'où découlent de précieux avantages : rendement plus fort en malt et en densité ; travail plus facile et moins coûteux, proportionnellement. De cette manière, on obtient dans le brassage, par l'infusion du malt avec l'extrait de houblon, par la fermentation et la clarification, une bière *forte et suave, acute et suaviter*, comme disent les latins.

Effets de la bonne bière.

Dans les contrées où la terre était impropre à la culture de la vigne, on apprit à composer, avec l'orge et le houblon, une boisson dont la force et le parfum égalaient ceux du vin. Aussi l'historien Diodore de Sicile appelle-t-il cette boisson du vin d'orge: οἶνος ἐκ κριθῆς. Ce vin d'orge, autrement dit la bière, fabriqué dans les conditions dont nous parlons, est des plus salutaires. L'expérience de tous les jours nous apprend que les Allemands, les Belges, les Anglais, et généralement tous les peuples du Nord qui boivent de la bière, sont très sains, très vigoureux, de belle prestance ; qu'ils arrivent sans accident à une vieillesse avancée, et que leurs femmes, en particulier, nous en faisons ici sérieusement la réflexion, sont plus fécondes que toutes celles des autres pays.

Si la bière paraît nuisible à quelques personnes, c'est qu'elle est mal fabriquée et mélangée à des substances qui altèrent sa pureté ; car cette boisson, avons nous déjà dit, appelée avec raison vin d'orge, a la propriété et la vertu du vin, si toutefois elle est bonne. Convenable pour tous les âges, pour les deux sexes, en tous lieux, et en tout temps, la bière est nourissante, fortifiante ; elle rend la peau plus nette et plus douce, ne cause jamais la goutte, et procure la longévité.

Dangers de la bière de ménage.

Quelques personnes prétendent faire de la bière économique chez eux, pour leur besoin personnel. Défiez-vous de ces potions pharmaceutiques généralement sophistiquées, alors que vous les croyez bien pures, lesquelles sont pesantes et finissent toujours pour apporter de graves perturbations dans l'économie animale. Quand on est arrivé à un pareil résultat, la prétendue bière économique a coûté bien cher !...

Laissez donc aux brasseurs le soin de brasser, quand déjà ils ont tant de peine eux-mêmes à faire de la bonne bière. Aussi, devons-nous dire ici : *à chacun son métier.* Nous ajouterons, et cela sans forfanterie, que la bonne bière va remplacer désormais le cidre énervant, qui du reste fera défaut, quoi qu'on en dise, par suite de la gelée des pommiers en 1880.

A l'œuvre donc, et que les représentants de la brasserie se fassent un devoir, un honneur, de contribuer, chacun pour sa part, au bien-être général du pays, par une fabrication perfectionnée.

La brasserie sous Charlemagne.

Jusqu'ici, les bières étrangères ont prévalu en France. Il est temps que la brasserie française se réveille, en produisant une bière qui puisse soutenir toute concurrence. Du reste, c'est du plus puissant souverain, *de Charlemagne* qui avait conquis la partie centrale, la plus riche de l'Europe, que date l'établissement des brasseries, dans son vaste royaume. La Bavière, la Prusse, l'Allemagne et la France, comptaient à cette époque, vers 800, des brasseries importantes. Nous devons en revendiquer l'honneur pour notre pays qui a vu naître Charlemagne, et dont le génie embrassait tout : instruction publique, beaux-arts, commerce, agriculture et industrie.

Voici, en effet, ce que nous lisons dans les capitulaires ou ordonnances annotées de Charlemagne : « *Les Francs estimaient hautement la bière, à côté de la farine de seigle et de la viande, et Charlemagne lui-même en fit fabriquer dans ses domaines au moyen de froment et d'avoine.* »

Ce que nous venons de rapporter est confirmé par une lettre de dotationde Pepin-le-Bref, laquelle fait mention de houblonnières ; et l'abbé de Corvey dispense par acte authentique en 822, son meunier, du travail dans les houblonnières. La culculture du houblon, à cette époque, ne peut donc être mise en doute, et pourtant, la fabrication de la bière devait se pratiquer sur une assez haute échelle, puisqu'il s'agit ici des houblonnières dépendant des domaines mêmes de Charlemagne. Le houblon, d'ailleurs, n'a jamais été une plante d'ornement, et il n'a encore d'autre emploi aujourd'hui que celui servant à la fabrication de la bière. Mais laissons ces digressions historiques, et entrons dans des considérations plus pratiques.

La bière falsifiée et la bière naturelle.

Puisque nous considérons la bière plus particulièrement au

point de vue de l'hygiène et de la santé, nous allons indiquer en quelques mots les moyens certains de reconnaître si la bière est altérée ou falsifiée.

Pour donner une sorte de relief et de ton à la bière, on pourrait être tenté d'y mêler soit de la coupe-rose, de l'alun, ou de l'acide sulfurique, etc. Or, si l'on évapore à siccité une portion de bière et si l'on calcine ensuite le résidu avec du chlorate de potasse, le fer de la coupe-rose, par exemple, deviendra insoluble, et l'on pourra ainsi constater cette sophistication particulière. D'autres procédés reussiraient pareillement, avec les autres substances indiquées plus haut. On sait que l'autorité peut intervenir, en cas de sophistication présumée des boissons. En présence de ces considérations, nous prions les consommateurs, dans leur intérêt, puisque c'est leur santé qui est en jeu, de se défier des bières trop appétissantes, si je puis m'exprimer ainsi, de la bière, par exemple que l'on boit journellement à Paris, avec une sorte d'avidité : plus on en boit, plus on veut en boire. Cette bière, certainement, ne peut pas être bien pure. Non seulement elle contient trop de chaux, bien que le principe de la bonne bière soit l'eau calcaire, mais elle est encore, nous le dirons franchement, trop travaillée, trop cuite, si, avec tout cela, elle n'est pas sophistiquée ; car, on ne doit se servir exclusivement, pour la fabrication de la bière, que d'*orge*, de *houblon*, de *levure* et d'*eau*. Voilà la *bière naturelle*, et pour qu'elle soit bonne, tout pépend, comme nous l'avons dit, de la *manière* dont les matières premières sont employées: avec les mêmes matières, tel brasseur fera de la bonne bière, tel autre de la mauvaise.

L'honorable M. Ch. Girard, chimiste, directeur du laboratoire municipal de la ville de Paris, donnait, recemment encore, une nomenclature effrayante des matières falsifiantes employées dans la fabrication de la bière. Les expériences de ce savant chimiste confirment ce que nous disions tout à l'heure.

Dangers de la bière chez les débitants et cafetiers.

Nous devons rappeler ici les dangers de la bière, si justement signalés aux cafetiers et autres débitants par M. Ch. Girard. Voici ce dont il s'agit.

Telle bière, qui a toute les garanties d'une bonne fabrication, perd de son parfum, de son arome, à cause du mauvais état des apparails à pression, servant au débit dans les cafés et autres établissements de ce genre.

La bière à pression peut être nuisible à la santé, quelque bonne qu'elle puisse être en principe ; soit que, par suite d'une fermentation incomplète, elle *altère* les tuyaux conducteurs, soit que l'air qui sert à la pression se vicie. Pour remédier au premier inconvénient, les cafetiers et débitants doivent ne se servir que de tuyaux en verre ou en étain fin, à l'exclusion de tout autre metal. Le raccord seulement, c'est-à-dire le coude qui relie le plongeur aux tuyaux de conduite, peut être en gutta percha. C'est ainsi que sont règlementés les débits de bière à Paris. Ne devrait-on pas se conformer rigoureusement à ces mêmes ordonnances dans les départements ? L'autre inconvénient, l'air vicié, lequel sert à la pression, est plus général encore. En effet, l'air emmagasiné arrive au robinet de distribution intimement mélangé avec la bière, et, comme cet air n'est pas pur, car malheureusement le récipient se trouve souvent dans une cave insuffisamment aérée, il peut en résulter de véritables dangers.

Pour obvier à cela, les récipients doivent être alimentés par de l'air emprunté directement à l'atmosphère sur la voie publique, ou dans des caves ou jardins à l'extérieur.

Principes nutritifs de l'orge et du houblon.

A propos des matières propres à falsifier la bière, un célèbre professeur allemand, le docteur Sell, prétend, contre plusieurs contradicteurs, que *sucre, dextrine, alcool, acide carbonique, azote, sels* et *aromes*, qui sont autant de principes que l'on trouve dans les matières premières : *orge* et *houblon* servant à la fabrication de la bière, dite naturelle, ne peuvent être considérés, en aucune façon, en aucune circonstance, comme principes falsificateurs, étant avant tout, au contraire, principes de nutrition et de vie ; ce que prouvent du reste, fort bien, et l'analyse scientifique, et les expériences qui ont été faites à ce sujet, au congrès des brasseurs à Versailles, à l'occasion du concours régional dans cette ville, et dont nous avons déjà fait mention dans cet opuscule.

Outre les principes nutritifs dont nous venons de parler, on trouve encore dans les éléments de la bière naturelle, d'autres substances importantes, non moins nutritives. Parmi celles-ci, nous rangeons, en première ligne, les phosphates de chaux, de calcium et de magnésie, et d'autres composés de sels qui restent en dissolution, sous l'action de l'acide organique et exercent une influence favorable sur les digestions laborieuses.

Comparaison de la bière avec le vin.

Toutes ces circonstances reunies nous engagent fortement à user de la bière, non seulement comme boisson, mais aussi comme aliment. Ne dit-on pas, du reste, journellement, que la bière *nourrit?* Et si maintenant on compare le vin à la bière, on trouve par l'analyse que ces deux boissons ont, en quelque sorte, le meme appoint de forces nutritives. Chacune a ses avantages ; mais si l'on tient compte de ce qu'il n'y a qu'une bonne récolte de vin, en moyenne, que tous le sept ans, vu la maturité incomplète du raisin, on doit réconnaître que le bon vin, meme dans les pays vinicoles, est le privilège de la classe riche, et que, par cette raison, dans ces mêmes pays, on apprécie la bière autant que le vin, parce que ces deux

boissons réjouissent également le cœur de l'homme, chacune
à sa manière.

La meilleure bière est la bière moyenne.

La bière étant une boisson fermentée, contient, comme
nous l'avons déjà vu, une certaine quantité d'alcool. On sait
comment cet excitant agit, et quelles modifications il apporte
dans l'exercice des fonctions vitales. Ces modifications sont
d'autant plus sensibles que la bière renferme une proportion
plus ou moins grande d'alcool. Aussi, les bières doubles,
dans lesquelles ce principe existe dans la proportion de 5 à
10 0/0, ne pourraient être comparées sous ce rapport aux
petites bières où il n'y a guère que 2 à 3 0|0 d'alcool. Relative-
ment à l'action de l'alcool, la bière est, par conséquent, plus
ou moins forte, selon le degré de concentration de la liqueur
et selon la durée de la fermentation qui produit plus ou moins
d'alcool ou d'acide carbonique, et décompose ou retient plus
ou moins de sucre et d'amidon.

Pour compléter cette étude sur la bière, envisagée comme
boisson hygiénique, nous tenons essentiellement à dire que
la meilleure est la bière *moyenne*, c'est-à-dire ni trop alcooli-
sée, ni trop faible en alcool : *in medio virtus*. La bière trop
forte est irritante, la bière trop faible est débilitante. L'excès,
du reste, est nuisible en toute chose, et si l'usage des bières
fortes peut nuire à la santé la plus robuste, il en est de même
de l'habitude contraire de s'adonner inconsidérément à une
bière trop affaiblie.

La bière, antidote de l'alcoolisme.

Nous recommandons, avec d'autant plus d'instance, l'usage
de la bière, que nous la considérons comme devant combattre
l'abus des spiritueux : celui qui s'occuperait de la statistique
des crimes, ou rechercherait la cause des variétés de folie,

pourrait se convaincre facilement que la misère que cachent les murs des prisons et des maisons d'aliénés, a sa source dans l'abus de l'alcool qui atrophie notre corps et obscurcit notre intelligence. Et, comme les buveurs d'alcool, ou plus vulgairement, d'eau-de-vie, se trouvent, pour la plupart, dans la classe ouvrière, qui peut le moins faire usage du vin, parce qu'il est trop cher, nous leur conseillons la bière qui est appelée à restreindre en France la consommation de l'alcool. Dans certaines parties de l'Allemagne, mais plus particulièrement en Belgique, le résultat est complet, et l'usage exclusif de la bière restreint d'une manière sensible la consommation de l'alcool. Nous en avons eu sous les yeux un exemple frappant, à l'occasion de la construction de notre brasserie par des ouvriers belges qui, ainsi que nous venons de l'affirmer, sont loin d'abuser des liqueurs fortes. Il en résulte, pour la classe moins aisée de cette contrée (la Belgique), des avantages qu'il n'est, pas indispensable d'indiquer ici, mais que l'on peut noter à titre d'observation : c'est qu'elle est plus vigoureuse que la classe ouvrière de nos pays, laquelle fait malheureusement abus de l'alcool.

Pour notre propre compte, nous sommes convaincu que toutes les personnes sérieuses qui nous feront l'honneur de lire cet opuscule, partageront notre désir, celui de voir la bière, la bonne bière, paralyser l'usage abusif de l'alcool, parce que, nous le répétons, elle est l'antidote de l'alcoolisme.

Circonstances exceptionnelles en faveur de la brasserie-malterie Saint-Charlemagne.

A une époque où la consommation de la bière doit s'accroître dans des proportions considérables, et entrer de plus en plus dans la consommation, par suite de la gelée des pommiers pendant l'hiver de 1879-1880, la brasserie-malterie

Saint-Charlemagne aura sa place parmi les établissements de ce genre.

Dans une riche position, au nord-ouest, au centre le plus élevé de la ville, et, par là même, le plus favorable à l'exploitation d'une brasserie, sous le rapport de l'eau et des caves, notre usine, comme une tour carrée, adossée aux antiques remparts du château, est outillée pour fournir annuellement une moyenne de 10 à 15 mille hectolitres de bière. Mais avec l'heureux agencement d'un montage perfectionné, nous avons prévu le moyen de fournir une fabrication double, selon les besoins, bien entendu, de la consommation.

Enfin, pourvus déjà d'excellentes caves, nous nous propo-sons d'en creuser de nouvelles, et sans frais, dans le roc, au milieu d'un banc serré de pierre à chaux. Sous ce rapport, nous n'avons rien à envier aux carrières de marbre de Namur, où l'on entonne la bière que la fraîcheur des caves ne peut que bonifier.

Nous ne bornerons pas nos études à ce simple opuscule. Nous étudierons encore, et nous poursuivrons nos appréciations sur la fabrication de la bière. C'est dans ce but que nous avons visité les brasseries les plus renommées du Nord et de la Belgique. Ces usines ont été pour nous autant de modèles qui nous ont été utiles dans leur ensemble. Nous avons laissé de côté ce qui nous a paru défectueux, et nous nous sommes approprié ce qu'il y avait de plus avantageux. Aussi, notre brasserie est-elle montée d'après le système le plus nouveau et le plus perfectionné.

Nous répondrons ainsi à l'attente du public, en réalisant nos propres espérances.

L'avenir de la brasserie Saint-Charlemagne.

La brasserie, proprement dite, est construite au milieu des falaises qui bordent l'ancienne institution dont les locaux serviront de magasins. Un capital de cent mille francs suffirait à un établissement de second ordre, mais vu le développement que doit nécessairement prendre notre usine, par la double fabrication de la bière et du malt, seul moyen d'arriver à des résultats sérieux, nous avons l'intention de doubler progressivement son importance. Ainsi, encore, nous assurerons à notre entreprise l'avenir qui lui est réservé.

Statistique sur la fabrication de la bière.

A propos du congrès des brasseurs du Nord, au concours régional de Versailles, juin 1881, voici quelques renseignements statistiques sur la fabrication de la bière.

Il existe en Europe actuellement environ 40 mille brasseries qui fournissent par an près de 102 millions d'hectolitres de bière, dont 35,682,591 sont fabriquées dans la Grande-Bretagne, 14,489,909 en Prusse, 11,862,591 en Bavière, 11,180,680 en Autriche, 7,090,000 en France. et enfin 1,200,000 en Russie.

Quant à la consommation, elle atteint toujours le maximum en Bavière, où elle est en moyenne, par tête, de 269 litres par an ; en Belgique, elle est de 149 litres, de 143 litres en Angleterre, de 94 dans le reste de l'empire d'Allemagne en dehors de la Bavière, de 41 en Ecosse, de 42 en Irlande, de 37 en Hollande, de 31 en Autriche, *de 21 en France*, et de 2 litres en Russie.

TABLE DES MATIÈRES

PARIS. — IMP. V. GOUPY ET JOURDAN, RUE DE RENNES, 71.